...arié.

RAPPORT MÉDICAL

SUR LA

CRÈCHE S.-LOUIS-D'ANTIN,

FAIT AU NOM DES MÉDECINS DE L'ÉTABLISSEMENT
ET LU A LA SOCIÉTÉ MÉDICALE DU 1er ARRONDISSEMENT,

PAR LE Dr IZARIÉ,

MÉDECIN DU BUREAU DE BIENFAISANCE DU 1er ARRONDISSEMENT,
DE LA CRÈCHE, MEMBRE DE PLUSIEURS SOCIÉTÉS MÉDICALES,
CHEVALIER DE LA LÉGION-D'HONNEUR, ETC.

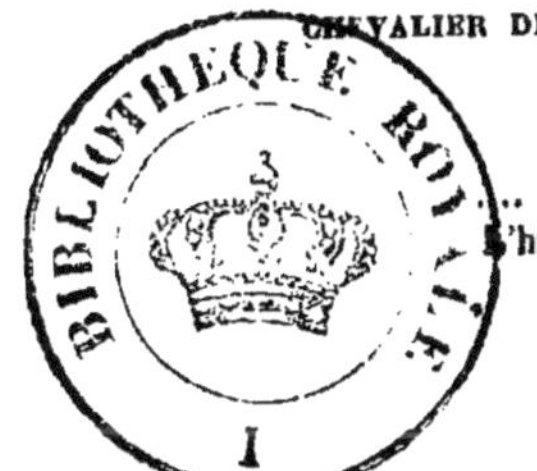

.. Riches, donnez, donnez, pour que la Crèche
l'hiver soit toujours chaude et l'été toujours fraîche !
EMILE DESCHAMPS.

Prix : 50 centimes, au profit des Crèches.

SE VEND

AU COMPTOIR DES IMPRIMEURS-UNIS,
QUAI MALAQUAIS, 15,
ET CHEZ AMYOT, LIBRAIRE,
RUE DE LA PAIX, 6.

1846

À Monsieur Marbeau,

ADJOINT AU MAIRE DU 1ᵉʳ ARRONDISSEMENT, AUTEUR DES ÉTUDES
SUR L'ÉCONOMIE SOCIALE, ETC., ETC.

Créateur des Crèches, à lui donc l'honneur des premiers
résultats heureux qu'elles ont produits, en attendant
que la postérité, dans sa justice, lui décerne le titre de
Bienfaiteur de l'humanité !

À Madame la Comtesse de Castellane,

PRÉSIDENTE DE LA CRÈCHE SAINT-LOUIS ;

À Madame Capelle,

TRÉSORIÈRE,

Et dans leurs personnes

À toutes les Dames inspectrices,

Tribut d'admiration pour le noble et charitable dévoûment
avec lequel elles ont contribué d'une manière inces-
sante à la prospérité de la Crèche !

À M. le Curé de S.-Louis-d'Antin,

Témoignage de vénération pour son puissant et infatigable
concours !

RAPPORT MÉDICAL

SUR LA

CRÈCHE SAINT-LOUIS-D'ANTIN.

Ce fut une bonne et noble pensée, riche d'avenir, que celle que la charité fit éclore dans le cœur d'un homme de bien, d'un véritable philanthrope, alors qu'il conçut l'idée de continuer et d'agrandir l'œuvre sainte de Vincent de Paul par l'établissement des Crèches !

Prendre l'enfant du pauvre au sortir du sein de sa mère, en faire le nourrisson de la charité, cette grande et sublime vertu à l'aide de laquelle toutes les grandes choses deviennent possibles ; le soustraire à la misère du toit maternel, à toutes les causes de destruction qui devaient agir sur lui d'une manière permanente, lui faire une bonne constitution, et le préparer ainsi à devenir homme et homme utile : voilà le grand but à atteindre par l'institution des Crèches.

L'utilité de pareils établissements ne saurait être mise en doute : car la création de la première Crèche dans l'un des plus pauvres quartiers de Chaillot fut à peine annoncée, que l'on vit une généreuse émulation s'emparer de tous les esprits. La voix puissante de la presse excita vivement la bienfaisance en faveur de l'œuvre nouvelle, et riches et pauvres vinrent offrir leurs dons à l'enfant mis sous la protection de la charité.

Cette création date à peine d'une année, que déjà le 1er arrondissement de Paris, à qui appartient l'honneur de la conception et de la fondation de cette œuvre, comme lui appartient celui de la fondation du premier Asyle, a pu réaliser trois Crèches, qui sont en pleine activité, et leur fondateur s'occupe d'en établir deux autres, toujours avec les seules ressources de la charité.

Si le peu de temps qui s'est écoulé depuis l'ouverture des Crèches du 1er arrondissement peut déjà permettre de présenter des résultats assez satisfaisants, malgré les embarras inhérents à leur création, que n'a-t-on pas raisonnablement lieu d'espérer de ces asyles pour la première enfance, alors que leur fondation sera devenue facile et que l'on aura vu disparaître les obstacles que l'on rencontre toujours dans une première organisation ?

Nul doute que sous peu les Crèches ne deviennent une nécessité dans notre état social, et l'intérêt qu'elles inspirent tant en France qu'à l'étranger témoigne hautement en faveur de leur destinée future.

C'est le 29 avril 1845 que fut solennellement faite l'ouverture de la Crèche Saint-Louis-d'Antin. Placée dans la maison n° 148 de la rue Saint-Lazare, elle présente deux grandes pièces contenant chacune quinze berceaux en fer. Ces deux pièces communiquent ensemble par une large ouverture cintrée ; elles offrent une longue façade bien aérée et exposée au couchant. Elles sont éclairées par sept grandes croisées à coulisse, dont trois munies de vasistas de la largeur d'un carreau et placées sur une même ligne. A l'extérieur règne, tout le long de la façade, un large balcon en bois.

A l'extrémité nord de la dernière pièce et à gauche se trouve une porte donnant entrée à un petit couloir terminé par une petite pièce munie d'un fourneau sous un grand manteau de cheminée, et servant de cuisine. Elle prend jour par une large croisée placée au couchant, qui éclaire en même temps un assez grand couloir faisant suite à la cuisine.

A droite, au fond de la même pièce, est une porte qui donne entrée dans une petite chambre aussi éclairée par une large croisée placée au couchant. Cette pièce, séparée de la cuisine et du grand corridor par une cloison en bois, sert de lingerie à l'établissement, en même temps qu'elle donne asyle à l'une des berceuses, préposée à sa garde.

Un grand poêle entouré d'un treillage en fil de fer et surmonté d'un caisson en tôle formant bain de sable, placé dans chacune des pièces destinées aux enfants, suffit pour entretenir une chaleur modérée (14 à 15° centigrades), toujours constatée par un thermomètre placé à la partie centrale des deux pièces.

Enfin des tapis en jonc qui recouvrent le carrelage ; un parc en bois ayant une petite table ronde au centre, autour de laquelle règnent des petits bancs ; des siéges en paille, dont quelques uns percés ; des cuvettes, des éponges, deux grandes tables carrées recouvertes d'une toile cirée, une fontaine à filtre, quelques ustensiles de cuisine, une petite baignoire et quelques chaises, forment le modeste mais suffisant mobilier de cet intéressant établissement.

Telle qu'elle est aujourd'hui, la Crèche Saint-Louis-d'Antin peut sans contredit remplir le but que l'on se propose. L'application des règles d'hygiène a été faite autant que le local pouvait le permettre. Néanmoins nous exprimons le vœu qu'aussitôt que l'état des finances le rendra possible, il soit pourvu au remplacement de toutes les croisées à coulisse par de bonnes et larges croisées ordinaires, qui, dans un temps donné, puissent permettre l'accès d'une plus grande quantité d'air, et faciliter par conséquent son renouvellement. Les berceuses trouveront aussi moins de peine à manier ces ouvertures, et partant, il y aura moins de paresse apportée dans l'exécution indispensable de la ventilation, qu'il est regrettable de n'avoir pu établir d'une manière directe.

Il serait aussi nécessaire d'ajouter une deuxième porte à la cuisine, de rendre mobile et se fermant d'elle-même celle de communication de la cuisine avec la dernière salle des enfants. Cette porte reste presque constamment ouverte à cause des allées et venues des berceuses ; et comme la croisée du couloir contigu à la cuisine est toujours ouverte pour obtenir l'expulsion, par la cheminée, de l'air chargé de miasmes qui s'élève du linge sale placé dans ce couloir, il existe un grand inconvénient pour les enfants, celui d'avoir un courant continuel d'air trop froid et chargé de miasmes, qui peut nuire à leur santé.

Il est encore de notre devoir de signaler l'utilité d'une cloison qui mette les deux berceaux voisins de la porte d'entrée de la Crèche à l'abri des courants d'air suscités d'une manière permanente par l'ouverture et la fermeture si souvent répétées de la porte.

Nous ne devons point laisser passer inaperçu l'établissement du balcon extérieur. C'est une bonne et excellente innovation. En été, couvert d'une tente, il remplacera pour les pauvres enfants un jardin ou un préau, aujourd'hui si difficiles à trouver dans l'intérieur de Paris.

Si nous devions à la vérité de dire tout le soin que l'on a pris de fournir aux jeunes pensionnaires de la Crèche la plus grande somme d'air possible et de rendre ce premier aliment de la vie aussi pur qu'il est donné à la science de le faire, nous ne passerons pas sous silence la bonne préparation des matières alimentaires, et l'exactitude avec laquelle, à des heures bien réglées, une nourriture saine et appropriée à l'âge et à la force des jeunes enfants leur a été toujours distribuée. Ici comme partout notre rôle doit être de donner les conseils que l'on nous demande et d'exprimer des vœux. Eh bien! relativement à la nourriture des enfants, nous désirerions voir disparaître un abus que l'on nous a signalé, et qui, selon nous, présente de graves inconvénients. Contrairement au règlement de la Crèche, des mères se dispensent quelquefois de venir dans la journée allaiter leur enfant, et chargent d'autres mères de ce soin.

Nous voyons dans cet allaitement de complaisance un préjudice pour les deux enfants nourris par la même femme, en même temps que l'oubli de la part de la mère du devoir le plus sacré entre tous ses devoirs.

Nous espérons qu'il aura suffi de signaler cet abus pour le voir disparaître tout aussitôt.

Un grand nombre des petits êtres apportés à la Crèche y arrivent dans un état de faiblesse, de rachitisme, j'ai presque dit d'étisie, déplorable. Nous croyons que, lorsque l'état financier de la Crèche pourra le permettre, ce sera une excellente chose, pour modifier la constitution de ces pauvres petites créatures, de leur attribuer journellement un peu de bouillon gras, avec lequel les berceuses puissent préparer des petits potages.

Il existe à la Crèche Saint-Louis six femmes désignées sous la dénomination de *berceuses*, chargées de donner des soins de toute nature aux enfants qui la fréquentent. En moyenne, c'est six enfants par berceuse, et c'est raisonnablement le nombre le plus élevé que l'on puisse attribuer à chacune d'elles, si l'on veut conserver le droit d'exiger qu'elles remplissent tous leurs devoirs avec zèle et exactitude.

Quoique nous n'ayons, en général, qu'à louer la conduite de celles qui sont en fonctions à la Crèche dont nous nous occupons, nous devons cependant présenter de légères observations sur quelques réformes que l'expérience nous a démontrées indispensables dans le service des berceuses.

Nous voudrions que l'une de ces employées, la plus capable, portât le titre de berceuse en chef; qu'à ce titre fût dévolue l'autorité nécessaire pour empêcher les autres de s'absenter sans permission. Il nous est arrivé parfois de ne trouver que quatre berceuses à leur poste, et cela dans des moments où un grand nombre d'enfants réclamaient des soins qu'on ne pouvait leur donner.

Tout en approuvant que l'on donne de préférence les places de berceuses à des femmes ayant la qualité de mère, il serait peut-être avantageux que ces mères fussent prises parmi celles dont les enfants sont assez grands pour n'avoir pas besoin du secours de la Crèche. Il peut se présenter telle circonstance où le médecin soit obligé de renvoyer l'enfant d'une berceuse atteint de maladie contagieuse. Dans ce cas, que deviendra cet enfant? Il sera forcément privé des soins de sa mère : car, sous peine de perdre son emploi, elle ne pourra les lui prodiguer. D'ailleurs, même dans l'état de bonne santé, la présence à la Crèche de l'enfant d'une berceuse offre, à notre avis, des inconvénients. Tous les enfants doivent avoir un droit égal aux soins d'une berceuse ; et cependant les cris de son propre enfant devront être toujours et naturellement les premiers entendus par elle, sans qu'il soit possible de blâmer l'expression d'un sentiment qui, dans toute autre circonstance, aurait droit sans restriction à tous nos éloges.

Ce que nous venons de dire pour les berceuses ayant de jeunes enfants à la Crèche sera bien plus applicable encore à celles qui reçoivent salaire pour garder des enfants étrangers qu'elles ont le jour à la Crèche et la nuit dans leur chambre. Ces sortes d'engagements ne peuvent et ne doivent point être tolérés, car ils placent ces femmes entre deux devoirs dont l'exécution de l'un doit nécessairement nuire à l'accomplissement de l'autre.

Il est aussi un vœu que nous devons exprimer dans l'intérêt de la santé des enfants : c'est de voir la Crèche fermée pour toutes les mères, sans exception aucune, à 8 heures et demie. Il n'est pas sans danger pour ces pauvres petits enfants d'être promenés dans les rues de Paris, souvent à peine couverts, à des heures plus avancées de la nuit. D'ailleurs le repos des berceuses et la nécessité de ventiler la Crèche exigent une semblable mesure.

Nous devons encore mentionner l'utilité d'une éponge particulière pour chaque enfant. Rien n'est plus facile que la transmission de certaines maladies contagieuses par le nettoyage des enfants avec une éponge commune.

La cessation à peu près complète du *bercement* des enfants dans notre petit établissement est un progrès, selon nous, bon à noter. Cet usage, beaucoup trop répandu, ne présente non seulement aucun avantage, mais il offre des inconvénients réels. J'ai bien souvent vu des enfants vomir chaque fois qu'ils étaient soumis à cet exercice. Il semblait agir sur eux de la même manière que le mouvement d'un navire produisant le mal de mer. Quelques médecins, tout aussi peu partisans que nous du *bercement*, vont jusqu'à dire qu'il peut occasionner des congestions cérébrales, ou tout au moins disposer à ces affections. Sans adopter d'une manière absolue une pareille opinion, bien difficile à étayer de preuves convaincantes, nous dirons simplement que le *bercement* ne nous paraît jamais utile ; qu'outre le préjudice qu'il peut porter à la santé de l'enfant, il offre l'inconvénient de créer chez lui une habitude déplorable qui devient une tyrannie continuelle pour ses parents, et que par conséquent c'est sagesse de le prohiber dans les Crèches.

Nous arrivons maintenant au compte que nous avons à rendre des maladies dont nos petits enfants ont été atteints depuis l'ouverture de la Crèche.

Si ce court espace de huit mois est insuffisant pour permettre d'apprécier l'influence du séjour de la Crèche sur la santé de l'enfant, il pourra néanmoins servir au commencement d'un travail qui plus tard fera ressortir à lui seul tous les avantages que la société a le droit d'espérer de l'établissement des Crèches.

Et d'abord, disons avec l'expression du sentiment de satisfaction que nous éprouvons : La Crèche Saint-Louis-d'Antin, depuis son ouverture jusqu'à ce jour, n'a point eu, malgré le temps chaud et humide qui a régné cette année pendant si long-temps, de maladie qui ait présenté le caractère épidémique.

Toutes les affections qui y ont été observées ont offert les mêmes caractères que celles qui régnaient en général et que comportait la constitution médicale du moment.

Toutefois, c'est avec le plus grand soin que les médecins de la Crèche ont toujours recommandé la séquestration des enfants atteints de maladies réputées contagieuses, dont nous avons eu quelques cas, et l'exécution immédiate de leurs ordres a suffi pour empêcher la communication de la maladie. Aucune cause particulière et pouvant être attribuée au séjour des enfants à la Crèche ne nous a paru agir sur eux d'une manière défavorable. Une diminution dans la mortalité qui existe ordinairement à cet âge a été la récompense obtenue par une constante et sage application des règles de l'hygiène et par les soins minutieux de tous les instants donnés à ces pauvres petites créatures.

Depuis le 29 avril jusqu'à la fin de décembre 1845, la Crèche Saint-Louis-d'Antin a reçu 82 enfants, et sur ce nombre 12 seulement sont décédés.

Ce résultat, tout avantageux qu'il nous paraît, aurait été sans doute encore bien plus satisfaisant si nous n'avions eu affaire à de pauvres petits malheureux dont la plupart avaient déjà éprouvé les effets de la misère de leurs familles, et dont un grand nombre, nourris jusque là par des mercenaires, portaient avec eux le germe d'une mort prochaine et inévitable.

Disons en passant, et à ce propos, qu'il est difficile de comprendre que, dans un état comme la France, où l'on vante si haut et si souvent le degré de civilisation que nous avons atteint, l'administration supérieure ne veille pas à l'exécution des instructions émanées d'elle ; qu'elle reste paisible spectatrice de cette honteuse industrie des nourrices , qui, lorsqu'elle n'a pas pour résultat la mort des enfants qui leur sont confiés, ne manque presque jamais de leur faire une constitution débile , et d'appauvrir ainsi de plus en plus l'espèce humaine (1) !

Croirait-on qu'au XIXe siècle l'on a la douleur de voir la bonne moitié des enfants qui viennent de nourrice dotés d'un tempérament lymphatique, scrofuleux, rachitique, présage certain, si ce n'est d'une mort prochaine, tout au moins d'une vie maladive et languissante, cent fois plus dure à supporter que la mort elle-même !

Disons donc, et répétons-le bien haut, pour que notre voix soit entendue : il est temps que l'autorité réglemente l'horrible métier de nourrice ; il est temps qu'une profession qui de sa nature ne devrait produire que le bien cesse d'être la source d'un mal profond, souvent irréparable pour les familles, et toujours funeste pour la société, alors qu'il porte son action sur le principe même de son existence !

Espérons que l'administration, dans sa sollicitude éclairée , portera enfin remède à cette cause permanente de destruction, bien plus meurtrière que toutes celles auxquelles l'enfance est exposée. La morale, la religion, la politique, lui en font un devoir.

Profitons aussi de la circonstance pour devenir auprès de l'autorité compétente l'interprète des besoins de nos petits en-

---

(1) Nous nous faisons un plaisir autant qu'un devoir de signaler le *Manuel de l'allaitement* de M. le docteur REIS comme une œuvre bien faite et essentiellement utile. Ce confrère, après avoir vigoureusement blâmé la conduite coupable de la plupart des nourrices, propose divers moyens de surveillance qui, mis en usage, amèneraient, nous n'en doutons pas, la répression, peut-être même la disparition, des abus dont nous nous plaignons.

fants. Prions-la de faire fléchir en leur faveur l'article du règlement de l'administration des hospices qui ne permet pas leur
admission dans un hôpital avant l'âge de deux ans.

Cette sévère exclusion du bénéfice des hôpitaux offre un
résultat doublement fâcheux. Il frappe à la fois et la mère et
l'enfant malade : celui-ci manque de tout ce qui est nécessaire
au rétablissement de sa santé, et celle-là, absorbée par les
soins à donner à son enfant, ne peut se livrer au travail, dont
le fruit est cependant si nécessaire à sa famille...

Il nous est souvent arrivé de n'avoir ni la force ni le courage
de renvoyer à leurs parents de pauvres petits enfants en état de
maladie. Nous savions bien qu'en agissant ainsi nous contreve-
nions au règlement de la Crèche, qui n'a été instituée que pour
la garde des enfants bien portants; mais pouvions-nous reculer
devant une nécessité qui, en nous permettant d'espérer la con-
servation du petit malade, permettait aussi à sa mère de gagner
le pain du reste de sa famille? Si l'hôpital eût été ouvert, nous
eussions été tranquilles en pensant que cette pauvre petite
créature y aurait trouvé les soins qu'elle ne pouvait attendre
de la misère de ses parents.

Nous disions plus haut que les maladies qui ont affligé la
Crèche depuis son ouverture étaient absolument les mêmes que
celles qui ont régné généralement, surtout dans la classe pauvre. Nous voulons prouver cette assertion par l'énumération des
affections observées mois par mois, et que nous allons exposer
dans cet ordre.

Dans le courant du mois de MAI, la Crèche Saint-Louis a eu
de 6 à 14 enfants; les médecins de l'établissement ont observé
et consigné sur leur registre : — Des irritations intestinales,
— Des conjonctivites, — Un cas de chute du rectum, — Un
cas d'impetigo (croûtes sur la tête).

Ces affections ont facilement cédé au traitement conseillé par
les médecins de la Crèche; l'enfant atteint d'impetigo a été ren-

voyé et guéri chez ses parents. — Quatre enfants ont été vaccinés.

Dans le mois de JUIN, où nous avons eu de **14** à **20** enfants, il y a eu accroissement du nombre des conjonctivites, qui pour la plupart ont pris le caractère puriforme, sans que néanmoins elles aient été plus rebelles au traitement résolutif qui a été conseillé ; — Deux cas de coqueluche ont été observés : le renvoi immédiat des enfants qui en ont été atteints a préservé les autres de la maladie. Nous avons eu aussi — Un catarrhe pulmonaire aigu, — Un seul cas d'entérite, — Quelques éruptions de chaleur. En général, les enfants présentés et reçus dans le courant de ce mois portaient une constitution faible, débile, lymphatique ; quelques uns même étaient éminemment rachitiques ; la plupart de ceux qui étaient dans ce fâcheux état venaient de nourrice. — Quatre enfants ont été vaccinés.

Pendant le mois de JUILLET nous avons eu de **11** à **17** enfants. — Les irritations intestinales ont été plus nombreuses mais pas plus graves qu'antérieurement, néanmoins — Un cas de dyssenterie a été observé ; — Les ophthalmies purulentes ont été moins nombreuses ; — Un enfant a présenté des symptômes d'affection vermineuse, — Un autre des symptômes de bronchite aiguë.

Le mois d'AOUT, pendant lequel la Crèche a eu de **14** à **29** enfants, a offert à notre observation : — Un enfant atteint d'eczema, qui a été de suite renvoyé à ses parents jusque après guérison ; — Un cas de varicelle, qui a été aussi renvoyé ; — Un *herpes capitis*, qui a eu le même sort ; — Un pied-bot équin, envoyé à la consultation du docteur Duval, orthopédiste ; enfin — Quelques cas de conjonctivites et — Quelques cas d'entérites légères.

En SEPTEMBRE — Les ophthalmies et les entérites ont été plus nombreuses que dans les mois précédents, mais tout aussi faciles à combattre ; nous avons eu néanmoins — Un cas de dyarrhée qui a résisté à tout traitement et qui s'est terminé par la mort ; — Quelques bronchites ont régné pendant ce mois, où le nombre des enfants a été de 18 à 24.

Le mois d'OCTOBRE, pendant lequel nous avons eu de 12 à 38 enfants, a présenté un état sanitaire on ne peut plus satisfaisant ; et si ce n'eût été la continuation de quelques ophthalmies, les médecins de la Crèche n'auraient eu aucune observation à consigner sur leur registre.

Durant le mois de NOVEMBRE la maladie la plus commune a été la bronchite : bon nombre d'enfants en ont été atteints, sans que néanmoins chez aucun la maladie ait présenté de la gravité ; — Deux enfants ont fourni les symptômes du muguet : renvoyés de suite à leurs parents, la communication de la maladie n'a pas eu lieu ; — Les ophthalmies purulentes, en petit nombre, ont continué, mais toujours avec le même caractère de bénignité. — Dans ce mois neuf vaccinations ont été pratiquées. et toutes ont réussi. La Crèche a eu en novembre de 26 à 40 enfants.

Pendant le mois de DÉCEMBRE — La bronchite a continué de régner ; — Les conjonctivites ont été rares, quoique n'ayant pas entièrement disparu ; — Un cas nouveau de muguet s'est encore présenté sans que nous ayons eu à déplorer sa communication ; — Une gengivite suraiguë a été envoyée à l'Hôpital des enfants, où le malade a succombé quelques jours après son entrée ; — Enfin deux cas d'entérite légère ont formé le complément des affections notées en décembre, sur une population de 25 à 33 enfants. — Dans les premiers jours du mois trois vaccinations ont été pratiquées, mais deux sans succès.

En résultat, l'on voit d'après ce relevé que nous n'avons pas lieu de nous plaindre du nombre de malades de la Crèche Saint-Louis-d'Antin depuis son ouverture. Si nous considérons que tous les enfants qui ont été reçus appartiennent à la classe la plus pauvre de la société, que la plupart ont eu à souffrir de la misère de leurs parents et plus encore de l'affreux industrialisme de leurs nourrices, nous nous étonnerons du résultat avantageux procuré par la Crèche. Nul doute que ces enfants, restés dans leurs familles, n'eussent succombé en plus grand nombre : car toutes les précautions hygiéniques leur eussent manqué, et ils fussent devenus alors la proie des maladies nombreuses qui accablent l'enfance, et surtout l'enfance pauvre.

Félicitons-nous donc de l'établissement des Crèches en général et d'être appelés à concourir activement à leur réussite! Elles auront dans l'avenir une portée immense sur la population, et réaliseront la vérité des paroles d'un économiste moderne qui a dit : « La population des états ne dépend ni du
» nombre des mariages, ni de la fécondité des femmes, ni en
» général de la quantité des naissances, mais bien des moyens
» de conserver et de protéger la vie des enfants; et certes, si
» la nature forme le corps de l'homme débile dans le jeune
» âge et sujet à une infinité de maux; si les maladies, à cause
» de la faiblesse même des réactions vitales, deviennent alors
» et plus graves et plus dangereuses, on conclura nécessaire-
» ment que la garde de l'enfance et l'éloignement des causes
» délétères qui détruisent les individus pendant cette difficile
» période de notre existence doivent contribuer plus que toute
» autre chose à l'augmentation de la population, ce principe de
» toute industrie, ce premier élément de la prospérité des na-
» tions. La succession régulière et continuée de ces précautions
» amène donc pour double résultat l'augmentation du nombre
» des hommes et l'amélioration de leur condition sociale. »

Paris, 31 décembre 1846

Paris. — Imprimerie de Guiraudet et Jouaust, rue Saint-Honoré, 315.

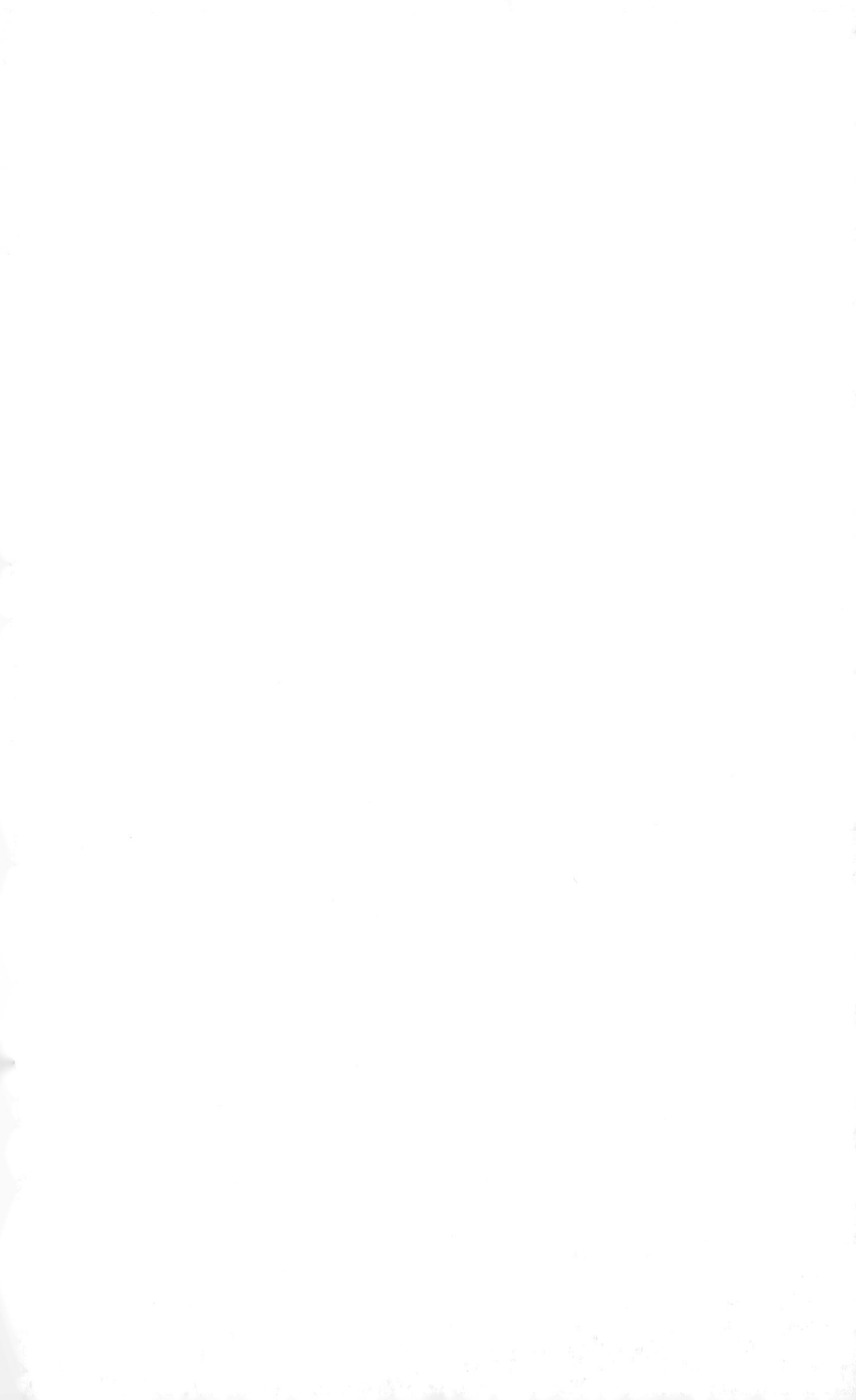